BEI GRIN MACHT SICH IHR WISSEN BEZAHLT

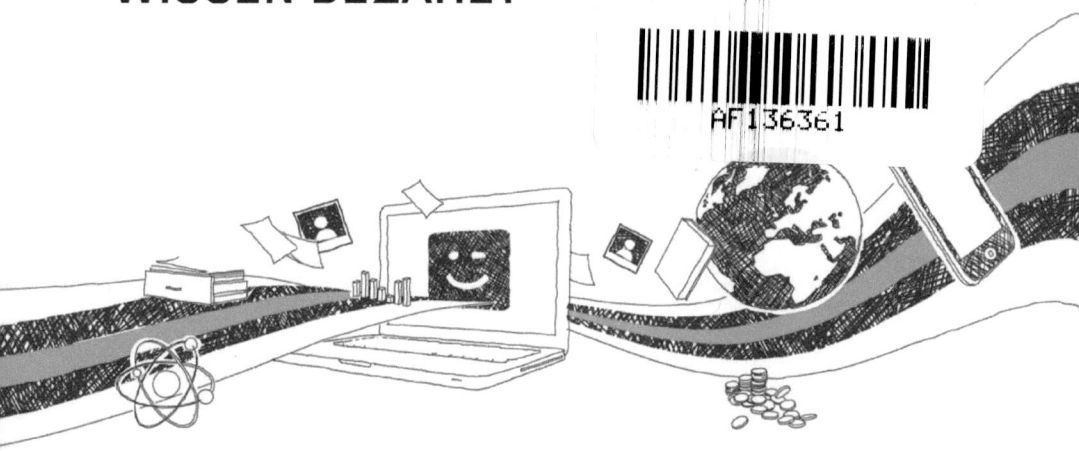

- Wir veröffentlichen Ihre Hausarbeit,
  Bachelor- und Masterarbeit

- Ihr eigenes eBook und Buch -
  weltweit in allen wichtigen Shops

- Verdienen Sie an jedem Verkauf

Jetzt bei www.GRIN.com hochladen und kostenlos publizieren

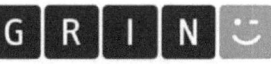

Bibliografische Information der Deutschen Nationalbibliothek:

Die Deutsche Bibliothek verzeichnet diese Publikation in der Deutschen National-bibliografie; detaillierte bibliografische Daten sind im Internet über http://dnb.d-nb.de/ abrufbar.

Dieses Werk sowie alle darin enthaltenen einzelnen Beiträge und Abbildungen sind urheberrechtlich geschützt. Jede Verwertung, die nicht ausdrücklich vom Urheberrechtsschutz zugelassen ist, bedarf der vorherigen Zustimmung des Verlages. Das gilt insbesondere für Vervielfältigungen, Bearbeitungen, Übersetzungen, Mikroverfilmungen, Auswertungen durch Datenbanken und für die Einspeicherung und Verarbeitung in elektronische Systeme. Alle Rechte, auch die des auszugsweisen Nachdrucks, der fotomechanischen Wiedergabe (einschließlich Mikrokopie) sowie der Auswertung durch Datenbanken oder ähnliche Einrichtungen, vorbehalten.

Impressum:

Copyright © 2018 GRIN Verlag
Druck und Bindung: Books on Demand GmbH, Norderstedt Germany
ISBN: 9783346077356

Dieses Buch bei GRIN:

https://www.grin.com/document/508722

Vivien Fankhänel

Informationsbedarf pflegender Angehöriger von kritisch Kranken auf Intensivstationen

Eine Literaturrecherche zur Darstellung der aktuellen Situation

GRIN Verlag

GRIN - Your knowledge has value

Der GRIN Verlag publiziert seit 1998 wissenschaftliche Arbeiten von Studenten, Hochschullehrern und anderen Akademikern als eBook und gedrucktes Buch. Die Verlagswebsite www.grin.com ist die ideale Plattform zur Veröffentlichung von Hausarbeiten, Abschlussarbeiten, wissenschaftlichen Aufsätzen, Dissertationen und Fachbüchern.

Besuchen Sie uns im Internet:

http://www.grin.com/

http://www.facebook.com/grincom

http://www.twitter.com/grin_com

Informationsbedarf pflegender Angehöriger von kritisch Kranken auf Intensivstation

Fakultät Angewandte Gesundheitswissenschaften
Technische Hochschule Deggendorf

Prüfungs- und Studienarbeit (PStA)
Pflegepädagogik 2018, Modul: Strukturen der Gesundheitswirtschaft

Vorgelegt von
Vivien Fankhänel

Wolnzach, 14.09.2018

Zusammenfassung

Wird ein Mensch auf Intensivstation aufgenommen, geschieht dies meist plötzlich und unerwartet. Diese Situation stellt für den Patienten und seine Angehörigen eine Extremsituation dar. Gerade in der Anfangsphase sind Familienangehörige verunsichert. Sie benötigen Informationen, um besser mit dieser Situation umgehen zu können. Aus diesem Grund ist das Ziel dieser Arbeit einen besseren Überblick über den Informationsbedarf von Angehörigen darzustellen. Als Methode wurde eine Literaturrecherche in den elektronischen Datenbanken sowie einer Zeitschrift für Intensivpflege gewählt. Die Ergebnisse zeigen, dass Angehörige reichlich Informationen von Pflegenden bekommen können. Sie benötigen Gewissheit über eine gute Versorgung, sie möchten über alles informiert werden und ihrem geliebten Menschen stets nah sein wollen. Die Pflegekraft kann als Schnittstelle zwischen dem Patienten und seiner Familie gesehen werden. Langfristig gesehen hat das Intensivpersonal für eine adäquate Angehörigenbetreuung noch einen erheblichen Schulungsbedarf. Pflegende sehen die Betreuung der Familie immer noch als einen Zusatz zu ihrer eigentlichen Arbeit.

Schlüsselwörter: Angehörige, kritisch kranke Patienten, Information, Angehörigenbetreuung, Intensivstation

If a person is send to an intensive care unit (ICU), it usually happens suddenly and unexpectedly. This situation represents an extreme situation for the patient and his relatives. Particularly in the initial phase, family members are insecure. They need information to better deal with this situation. For this reason, the aim of this work is to provide a better overview of the information needs of relatives. The method chosen was a literature search in the electronic databases and a journal for intensive care. The results show that relatives can get plenty of information from ICU staff. They need certainty about a good supply; they want to be informed about everything and always want to be close to their loved one. The ICU staff can be seen as an interface between the patient and his family. In the long term, ICU staff still have a significant need of training to provide adequate relative care. Nursing staff on ICU still recognize family care as an addition to their actual work.

Keywords: Caregiver, critically ill patient, information, family care, intensive care unit

Inhaltsverzeichnis

1.   Einleitung 1

   1.1 Ausgangslage 1

   1.2 Aufbau der Prüfungs- und Studienarbeit 2

2.   Theoretische Grundlagen 3

   2.1.   Was bedeutet Intensivpflege? 3

   2.2.   Was bedeutet pflegender Angehöriger? 3

   2.3.   Was bedeutet kritisch Kranker? 4

   2.4.   Was bedeuten Angehörige für kritisch kranke Patienten? 4

   2.5.   Zusammenfassung theoretischer Aspekte 4

3.   Methodisches Vorgehen 5

   3.1.   Grundlegende Aspekte zur Methodik 5

   3.2.   Forschungsfrage, Suchbegriffe, Datenbanken- und weitere Recherche 5

   3.3.   Ein- und Ausschlusskriterien und Suchstrategie Datenbanken 6

4.   Ergebnisse 10

   4.1.   Die Informationsbroschüre für Angehörige 10

   4.2.   Das Informationsgespräche 10

   4.3.   Die Besuchsregelungen auf der Intensivstation 11

   4.4.   Das Intensivtagebuch 12

5.   Diskussion 13

   5.1.   Noch erheblicher Schulungsbedarf bei Pflegekräften 13

   5.2.   Kritische Würdigung zur Methodik der Suche 15

6.   Künftiger Forschungsbedarf und praktische Implikationen 16

Literaturverzeichnis 17

1.　Einleitung

1.1 Ausgangslage

Auf modernen Intensivstationen werden Patienten mit sehr komplexen Krankheitsbildern behandelt, die sich in einer kritischen Lebenssituation befinden. Besendorfer (2004) erklärt, dass der Intensivaufenthalt in einer engen Verbindung mit einer lebensbedrohlichen Situation für den Patienten zusammenhängt und, dass dieser Umstand oftmals unvorhersehbar und plötzlich eintritt. Jährlich werden deutschlandweit etwa 2.000.000 Menschen auf Intensivstationen in Krankenhäusern versorgt. 2016 gab es 1.951 Krankenhäuser in Deutschland, davon 1.172 mit der Möglichkeit der intensivmedizinischen Versorgung. Bei 2.162.221 Behandlungsfällen auf den Intensivstationen lagen 425.777 Behandlungen mit einer maschinellen Beatmung im Rahmen intensivtherapeutischer Betreuung vor (Gesundheitsberichterstattung des Bundes, 2016).

Die meisten Patienten können sich auf solch eine Situation nicht vorbereiten. Patienten die nach einer Operation geplant auf die Intensivstation verlegt werden, können sich auf diesen Umstand im Voraus informieren und darauf einstellen. Einige Patienten können sich nicht an die Aufnahme auf der Intensivstation erinnern, da sie intubiert, sediert und beatmet als Notfall in die Klinik transportiert wurden. Kritische Erkrankungen und der anschließende Krankenhausaufenthalt eines Angehörigen auf der Intensivstation können zu vielen physiologischen und psychologischen Problemen für PatientInnen und deren Familienangehörigen führen. Angehörige sind in dieser Situation ein wichtiger Bestandteil für den Intensivpatienten: „Unter Bedingungen, in denen der Aufenthalt auf einer Intensivstation von den Betroffenen als existentielle Krise oder Bedrohung erlebt wird, bekommen und übernehmen Angehörige eine existentiell bedeutsame Rolle, die den Betroffenen die Verbindung zur Welt ermöglicht und deren Überleben sichert" (Metzing, 2004, S. 178).

Für Pflegekräfte stellt die Betreuung von Intensivpatienten ebenfalls eine große Herausforderung dar, die sie körperlich und geistig fordert. Eine gleichzeitige Unterstützung von Angehörigen ist mit zusätzlichem Stress verbunden, da oft das Wissen und die Zeit für eine optimale Angehörigenbetreuung fehlt. Pflegende wissen, dass Angehörige Bedürfnisse haben, konzentrieren sich aber auf die akute Patientensituation.

Die Entscheidung über eine wissenschaftliche Auseinandersetzung zu diesem Thema liegt in meiner langjährigen Tätigkeit als Gesundheits- und Krankenpflegerin auf einer Intensivstation. Meine Stationsleitung hat sich dazu entschieden, dass wir an dem Projekt der „Angehörigenfreundlichen Intensivstation" der Pflege e. V. teilnehmen. Vor diesem Hintergrund wird sich die PStA mit der Frage beschäftigen, welche Informationen Angehörige über die Intensivstation von Seiten der Pflegenden benötigen. Die Ergebnisse sollen die Pflegenden unterstützen, sich in die Betroffenenperspektive der Angehörigen zu versetzen. Das Wissen, dass „Informationen helfen, der Situation einen Sinn zu geben und überhaupt damit umgehen zu können" (Kuhlmann, 2002, S 253) kann in Bezug der Angehörigenbetreuung zum Reflektieren genutzt werden.

1.2 Aufbau der Prüfungs- und Studienarbeit

Im ersten Kapitel, der Einleitung, wird die Ausgangslage und Problemdarstellung behandelt. Anschließend werden theoretischen Grundlagen zur Intensivpflege, den pflegenden Angehörigen und dem kritisch Kranken sowie über die Bedeutung von Angehörigen für die Intensivpatienten erklärt. Das dritte Kapitel methodisches Vorgehen beschreibt die verwendeten Schlüsselwörter, welche Datenbanken zur Recherche genutzt wurden und die Ein- und Ausschusskriterien für die Studienauswahl. Anschließend beschäftigt sich der Ergebnisteil mit der Vorstellung der ausgewählten Interventionen. Es werden gezielte Empfehlungen aufgezeigt, die Einfluss auf das Informationsbedürfnis von Angehörigen kritisch Kranker auf Intensivstation haben können. Dabei liegt der Fokus auf der kommunikativen Ebene, die in den Aufgabenbereich der Pflegekräfte fallen. Die Informationsbroschüre, das Informationsgespräch, die Bekanntmachung und Erklärung der Besuchszeiten und das Führen des Intensivtagebuches, werden kurz erklärt. In der Diskussion werden Barrieren bei der Umsetzung und Durchführung der Maßnahmen aufgezeigt und das noch ein erheblicher Schulungsbedarf bei Intensivpflegenden bezüglich der Kommunikation mit Angehörigen auf Intensivstation besteht.

2. Theoretische Grundlagen

2.1. Was bedeutet Intensivpflege?

Die Deutsche Gesellschaft für Fachkrankenpflege und Funktionsdienste e. V. (DGF) definiert in ihrem Positionspapier für ambulante Intensivpflege den Begriff folgender maßen: „Intensivpflege definiert sich als Unterstützung, Übernahme und Wiederherstellung der Aktivitäten des Lebens unter Berücksichtigung der existenziellen Erfahrungen und der gesundheitlichen Biografie/ Pflegeanamnese des kritisch kranken Patienten mit manifesten oder drohenden Störungen durch präventive, kurative und rehabilitative Maßnahmen zur weitgehenden Selbstständigkeit zurückzuführen oder dem Patienten Linderung zu geben und im Sterben zu begleiten" (Meyer, Friesacher, 1993, S. 88).

Aus dieser Begriffserklärung wird deutlich, dass die Intensivpflege eine sehr komplexe Tätigkeit darstellt, die „ohne festen örtlichen bzw. sektoralen Bezug die Autonomie des Patienten fördert oder eine palliative Begleitung ermöglicht" (Deutsche Gesellschaft für Fachkrankenpflege und Funktionsdienste, 2016).

2.2. Was bedeutet pflegender Angehöriger?

Der Begriff Angehörige ist im Strafgesetzbuch (StGB) §11 Absatz 1 Satz 1 definiert, wo Angehörige laut Gesetz folgende Personen sind: „ a) Verwandte und Verschwägerte gerader Linie, der Ehegatte, der Lebenspartner, der Verlobte, auch im Sinne des Lebenspartnerschaftsgesetzes, Geschwister, Ehegatten oder Lebenspartner der Geschwister, Geschwister der Ehegatten oder Lebenspartner, und zwar auch dann, wenn die Ehe oder die Lebenspartnerschaft, welche die Beziehung begründet hat, nicht mehr besteht oder wenn die Verwandtschaft oder Schwägerschaft erloschen ist, b) Pflegeeltern und Pflegekinder" (Strafgesetzbuch §11 Absatz 1 Satz 1, 2017).

Der Angehörigenbegriff wurde durch Friedemann (1996) in ihrer Pflegetheorie des systematischen Gleichgewichts noch erweitert. Sie schreibt: „dass die Familienmitglieder jene Menschen sind, mit denen sich die Person verbunden fühlt und Kontakt pflegt" und die sie als Familie betrachtet.

2.3. Was bedeutet kritisch Kranker?

Kritisch Kranke sind Intensivpatienten, die sich in einem lebensbedrohlichen Zustand befinden und intensivmedizinischer Behandlung bedürfen. „Zu einem „kritisch Kranken" können Patienten nach einem Trauma, bei einer Vergiftung, nach einem chirurgischen Eingriff oder im Rahmen einer schweren akuten oder chronischen inneren Erkrankung mit akuter Exazerbation werden" (Benzer, Burchardi, Larsen, Suter, 1995, S.4).

Somit charakterisieren sich kritisch kranke PatientInnen mit aufweisenden lebensbedrohlichen Problemen unterschiedlicher Genese. Diese PatientInnen benötigen eine intensivmedizinische Überwachung, Behandlung und Pflege.

2.4. Was bedeuten Angehörige für kritisch kranke Patienten?

Angehörige nehmen während der lebensbedrohlichen Krise der PatientInnen eine bedeutsame Rolle ein. Durch gemeinsame Erfahrungen kennen Angehörige die Wünsche und Werte des kritisch Kranken (Metzing, 2003, S. 237).

Durch den ungeplanten Aufenthalt auf Intensivstation fallen organisatorische Aufgaben an, wie z. B. das Kümmern um die Wohnung und eventuell zu versorgende Haustiere, das Bringen von persönlichen Sachen und Kleidung. Weiterhin nehmen Angehörige an den Entscheidungsprozessen bezüglich Diagnostik und Therapie teil, wenn kritisch kranke PatientInnen dazu nicht mehr in der Lage sind.

2.5. Zusammenfassung theoretischer Aspekte

Für kritisch Kranke ist der Intensivaufenthalt meist mit einer kritischen und/ oder lebensbedrohlichen Erkrankung verbunden. Zu der unbekannten und beängstigenden Situation, die auf betroffene Patienten fremd und verunsichernd wirkt, kommt noch der Aspekt hinzu, von seinen nahen Angehörigen getrennt zu sein. Zu Angehörigen zählen in diesem Fall nicht nur Familienmitglieder, sondern auch andere Menschen, die dem PatientIn nah stehen und sich um ihn/ sie sorgen, wie Freunde oder Nachbarn. Angehörige befinden sich häufig selbst in einer schweren, existenziellen Krise, sie fühlen sich hilflos und verunsichert. Angehörige spielen jedoch bei der Förderung der Gesundheit eine zentrale Rolle. Eine gute Unterstützung der Familienmitglieder durch das Pflegepersonal beeinflusst die Genesung des kritisch Kranken positiv und hilft den Angehörigen gut mit dieser schwierigen Situation umgehen zu können.

3. Methodisches Vorgehen

3.1. Grundlegende Aspekte zur Methodik

Um die Forschungsfrage beantworten zu können, wurde eine Literaturrecherche in den elektronischen Datenbanken PubMed und CINAHL vorgenommen. Unter der Zuhilfenahme der Suchmaschine Google Scholar wurde zusätzlich nach geeigneten Veröffentlichungen gesucht. In einer Handsuche wurde in den Zeitschriften Intensiv und Pflegewissenschaft zur Thematik gesucht. Des Weiteren fand im Internet eine Recherche nach deutschen Fachgesellschaften, wie der Deutschen Gesellschaft für Fachkrankenpflege und Funktionsdienste (DGF), und Verbänden statt, die sich mit der zu behandelnden Thematik auseinandersetzen. Um einen Überblick über das Thema zu bekommen, wurde die Fragestellung in einzelne Komponenten zerlegt und die Suchbegriffe für die Recherche festgelegt.

3.2. Forschungsfrage, Suchbegriffe, Datenbanken- und weitere Recherche

Ziel der Studienarbeit ist es, den Informationsbedarf von pflegenden Angehörige auf der Intensivstation unter folgenden Fragestellungen aufzuzeigen:

Welche Informationen benötigen Angehörige von Patienten auf der Intensivstation um sich besser mit der Schwere der Erkrankung auseinander setzen zu können?

Welche Maßnahmen zur Angehörigenbetreuung bezüglich der Informationsgabe können von Pflegenden ergriffen werden?

Da meine Stationsleitung sich dazu entschieden hat, dass wir an dem Projekt der „Angehörigenfreundlichen Intensivstation" der Pflege e. V. teilnehmen und habe ich die Studienarbeit dazu genutzt zu recherchieren, welche Informationen Angehörige von Intensivpatienten von uns als Pflegenden benötigen.

Um einen Überblick des Themas zu bekommen, wurde neben den Suchbegriffen auch Synonyme für die Recherche festgelegt. Damit konnte eine ausgedehntere Suche ermöglicht werden. Für die Übersetzung von Suchbegriffen und Synonymen in die englische Sprache wurde das „Leo-Online-Wörterbuch" verwendet. Die verwendeten Suchbegriffe sind in der nachfolgenden Tabelle dargestellt.

Tabelle 1: Suchbegriffe

Deutsch	Englisch
Pflegender Angehöriger	caregiver, family members, relatives
Kritisch kranke PatientInnen	critically ill patients
Intensivstation	intensive care unit
Information	information
Angehörigenbetreuung	family care, relative care

3.3. Ein- und Ausschlusskriterien und Suchstrategie Datenbanken

Die Recherche wurde im Zeitraum von Juli bis August 2018 durchgeführt. Es wurde Literatur verwendet, die in Deutschland, Österreich und der Schweiz publiziert und in Deutsch oder Englisch veröffentlicht wurden. Die in der nachfolgenden Tabelle 2 aufgeführten Ein- und Ausschlusskriterien wurden in einer ersten nicht- systematischen Recherche entwickelt und anschließend zur Datenbankrecherche verwendet. Der Fokus der Recherche lag auf den Angehörigen von Intensivstation mit erwachsenen Patienten. Ausgeschlossen wurden Forschungsarbeiten und Studien, die sich mit neonatologischen und pädiatrischen Intensivstation beschäftigt haben, da Eltern von Säuglingen und Kleinkindern andere spezielle Bedürfnisse haben. Ebenso ausgeschlossen wurden Kinder als Angehörige von erwachsenen PatientInnen, da sich die Beziehungsqualität zwischen einem Kind und einem Erwachsenen als Angehöriger unterscheidet. Ausgeschlossen wurde auch das Thema palliative Sterbebegleitung oder Hirntod, sowie psychische Erkrankungen und Delir. Die Auswahl erfolgte anhand der Abstracts.

Die Recherche zur Forschungsfrage erfolgte anhand folgender Ein- und Ausschlusskriterien

Tabelle 2: Ein- und Ausschlusskriterien

Einschlusskriterien	Ausschlusskriterien
Länder: Deutschland, Österreich, Schweiz	Andere Länder als Deutschland, Österreich, Schweiz
Sprache: Deutsch und Englisch	Andere Sprachen außer Deutsch und Englisch
Erwachsene Angehörige ab 18 Jahren	Kinder als Patienten oder Angehörige
Erwachsenen- Intensivstationen im Krankenhaus	Neonatologische und Pädiatrische Intensivstationen
Erwachsene Intensivpatienten ab 18 Jahren	Palliative Sterbebegleitung, Hirntod

Psychische Erkrankungen, Delir

In den Datenbanken PubMed und CINAHL wurde anhand von MeSH- Terms und CINAHL- Headings in Kombination mit dem Freitext gesucht. Weiterhin erfolgte eine Handsuche in den elektronischen Fachzeitschriften Pflegewissenschaft und Intensiv, sowie auf der Internetseite der Pflege e. V. zum Thema „Angehörigenfreundliche Intensivstation" und auf der Internetseite der Deutschen Gesellschaft für Fachkrankenpflege und Funktionsdienste (DGF) unter Berücksichtigung der Ein- und Ausschlusskriterien.

In CINAHL wurden die Titel und das Abstract von 15 Treffern durchgesehen, davon war nach Prüfung der Ein- und Ausschlusskriterien keine Studie verwendbar.

In PubMed wurden ebenfalls anhand von Titel und Abstract von 185 Treffern gelesen, 8 näher begutachtet, jedoch anhand der Ein- und Ausschlusskriterien war keine Studie verwendbar. In Carelit war bezüglich des Themas anhand der Suchbegriffe keine Volltextbeschaffung möglich.

Tabelle 3: Suchstrategien Datenbanken

Datenbank/ Datum	Suchstrategie	Treffer	Relevante Treffer	Ausschluss
Pubmed/	S1 „intensiv" „care" „unit"	58	1	1
01.08.18	S2 „intensiv" „care" „unit" family member	2	1	1
	S3 intensiv care unit family member information critical ill patients	125	20	12
CINAHL/ 01.08.18	S1 intensiv care unit family members information	7	0	0
	S2 intensiv care unit family members critically ill patient	8	0	0
Carelit/ 02.08.18	S1 Angehörige Intensivstation	32	0	0
	S2 Familie Intensivstation	6	0	0
Handsuche Hogrefe/ 10.08.18	Intensivstation Angehörige Informationsbedarf	7	7	0
Handsuche hpsmedia	Intensivstation Angehörigenbetreuung Informationsbedarf	148	3	2
Google Scholar/ 08.08.18	Angehörige von kritisch Kranken auf Intensivstation Informationsbedarf	150	25	8
Zeitschrift: Intensiv	Angehörige Intensivstation	24	7	5
Verbände	DGF:	9	1	0

	Angehörige Intensivstation			

S=Suchstrategie

Abbildung 1: Flussdiagramm Datenbankrecherche

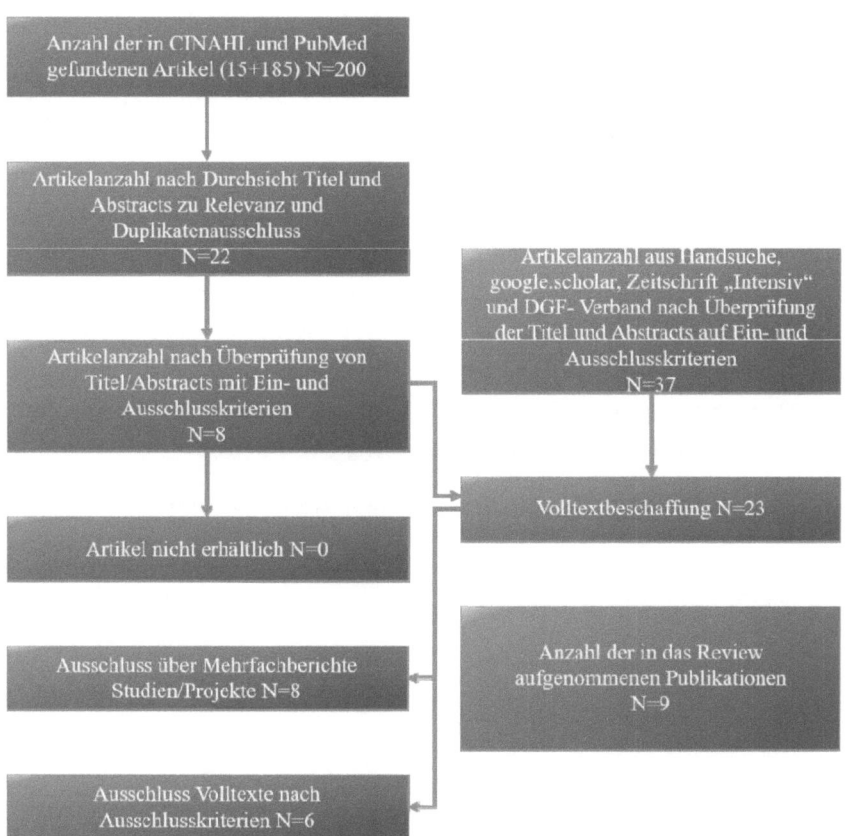

Im Flussdiagramm Abbildung 1 wird der Auswahlprozess der Publikationen für das Review ersichtlich. Anhand der Volltexte der Studien unter Zuhilfenahme der Ein- und Ausschlusskriterien erfolgte die endgültige Aufnahme in diese Übersichtsarbeit. Sechs Volltexte konnten weder über die Elektronische Zeitschriftenbibliothek der Technische Hochschule Deggendorf, noch der Universität Regensburg beschafft werden. Zu bezahlende Studien, zum Beispiel über den Grin Verlag, wurden ebenfalls ausgeschlossen. Eingeschlossen wurden Studien, die im Hinblick auf die Studienqualität am aussagekräftigsten und nachvollziehbar waren.

Der Schwerpunkt dieser PStA liegt auf dem Informationsbedarf von Angehörigen von intensivmedizinisch betreuten Patienten in Deutschland, Österreich und der Schweiz und wie Pflege dieses Bedürfnis befriedigen kann. Aus diesem Grund mussten einige Reviews ausgeschlossen werden, welche sich mit anderen Ländern beschäftigten oder in einer anderen Sprache als Deutsch und Englisch veröffentlicht wurden. Des Weiteren wurden Studien außen vorgelassen, die sich mit der Kommunikationskompetenz von Pflegekräften oder mit psychischen Auswirkungen der Angehörigen beschäftigten.

4. Ergebnisse

4.1. Die Informationsbroschüre für Angehörige

Um die Angehörige auf die Intensivstation vorzubereiten, wäre es hilfreich ihnen Informationsmaterial vor dem Betreten der Intensivstation zukommen zu lassen. Somit erhalten Angehörige bereits vorher ein Bild über den Aufenthalt und die Institution. „Die vorliegende Broschüre enthält Hinweise und Informationen zur Zeit auf der Intensivstation. Sie beschreibt, wie mit einer kritischen Erkrankung umzugehen ist und wie die Erholungszeit aussehen kann (DGF, 2011)."

In der Informationsbroschüre werden die Aufgaben der Intensivstation, die Besuchsregeln sowie Möglichkeiten zur Mitarbeit an der Therapie dargestellt (Intensivpflege und Anästhesie, 2005, S. 70). Zu Beginn der Informationsbroschüre wird die Intensivstation, die Bettenanzahl, das Patientengut und das Team vorgestellt. Darin zu finden sind auch Informationen zu Visitenzeiten, wichtigen Telefonnummern, Hinweise zu einer möglich verlängerten Wartezeit und wie Angehörige den Patienten unterstützen können. Die Broschüre beinhaltet die Ermutigung den/ die PatientIn anzufassen und mit ihm/ ihr zu reden. Zusätzlich werden noch Hinweise bezüglich Mitbringsel: „Die Pflegenden bitten Sie eventuelle, persönliche Gegenstände wie etwa ein oft getragenes Parfüm des Patienten oder seine Lieblingsmusik mitzubringen (DGF, 2011). Wichtig sind auch Informationen für Übernachtungsmöglichkeiten in der näheren Umgebung und Möglichkeiten einer seelsorgerischen Unterstützung für Angehörige (Zegeling, 2016, S. 2-4). Es ist wichtig, den Angehörigen nahe zu bringen, dass auch sie für sich Zeit nehmen müssen. Die DGF (2001) erklärt im Leitfaden für Patienten und Angehörige: „Sie können dem Patienten helfen, indem sie auf sich achten. Sie sollten sich nicht schlecht fühlen, wenn sie nicht 24 Stunden am Tag im Patientenzimmer verbringen können."

Die Informationsbroschüre für die Angehörigen ersetzt allerdings kein persönliches Gespräch und auch nicht die weitere Begleitung der Familie in der kritischen Zeit am Patientenbett.

4.2. Das Informationsgespräche

Aufklärungsgespräche werden ausschließlich von Ärzten durchgeführt. Allerdings dürfen auch Pflegende Informationen an pflegende Angehörige weitergeben. Nach §9 (1) des Gesundheits- und Krankenpflegegesetztes (2018) haben Angehörige der Gesundheits- und Krankenpflegeberufe die Aufgabe: „1. den betroffenen Patienten, Klienten oder pflegebedürftigen Menschen, 2. deren gesetzlichen Vertretern oder 3. Personen, die von den betroffenen Patienten, Klienten oder pflegebedürftigen Menschen als auskunftsberechtigt benannt wurden, alle Auskünfte über die von ihnen gesetzten gesundheits- und krankenpflegerischen Maßnahmen zu erteilen." Dieses Bedürfnis nach Information ist als sehr wichtig einzuschätzen. Die Angehörigen möchten Auskunft über warum und wie behandelt wird, um zu wissen, was als nächstes geschieht und was sie erwartet. (Kuhlmann, 2002, S. 253) Des Weiteren sagt Kuhlmann (2002): „Mit ehrlichen, verständlichen Informationen ist es den Angehörigen möglich, Ding zu erwarten und vorherzusehen, die bei dem kranken Familienmitglied auftreten können. Die Angehörigen benötigen Aufklärung über den Zustand des Patienten und über die ungewohnte Umgebung einer Intensivstation (z. B. Geräte und durchgeführte Maßnahmen)." Pflegende fungieren als VermittlerIn und Bezugsperson. Pflegerische Gespräche mit den Familienangehörigen nehmen Ängste und bilden die Basis für eine vertrauensvolle Zusammenarbeit.

4.3.   Die Besuchsregelungen auf der Intensivstation

Auf einigen Intensivstationen herrscht noch immer ein Besucherzugang zu bestimmten Uhrzeiten und auch eine Begrenzung für die Dauer der Besuchszeit. Dies führt dazu, dass pflegende Angehörige in ihrem Bedürfnis ihre schwerstkranken Familienmitglieder besuchen zu können, eingeschränkt werden. Das Forschungsprojekt „Angehörigenfreundliche Intensivstation" setzt sich für einen stärkeren Einbezug der Familienmitglieder auf Basis von pflegewissenschaftlichen Erkenntnissen ein. Ein wesentlicher Punkt ist dabei die offene Gestaltung der Besuchsdauer und Besuchszeiten für Angehörige von Intensivpatienten (Voß, 2018). Des Weiteren schreibt Voß (2018): „Hierbei können Angehörige von Pflegenden dahingehend beraten werden, dass sie sich vor einem geplanten Besuch des kranken Familienmitgliedes von zu Hause telefonisch ankündigen und Pflegende ggf. wichtige Hinweise geben, ob der Besuch in Hinblick auf mögliche medizinische oder pflegerische Maßnahmen sinnvoll ist oder dieser zu einem anderen Zeitpunkt möglicherweise sinnvoller wäre." Somit werden Angehörige nicht nur als Besucher gesehen, sondern Teil des therapeutischen Konzeptes, sie können Nähe zum Patienten herstellen und ihre Ängste abbauen. Für die Patienten sind die Angehörige überlebenswichtig (Zegelin, 2005).

4.4.   Das Intensivtagebuch

Unter dem Intensivtagebuch, wird ein Tagebuch verstanden, dass während der Zeit der Bewusstlosigkeit geschrieben wird sodass PatientInnen, aber auch ihre Angehörigen, das Erlebte besser verarbeiten können. „Nach einem Aufenthalt auf der Intensivstation berichten Patienten häufig über unwirklich erscheinende Erinnerungen und Erinnerungslücken" (Moser, Haubner, Stolz-Baskett, 2017). Das Tagebuch wird meist von Pflegenden und Angehörigen chronologisch geschrieben. Begonnen wird mit dem Ereignis, warum es zur Aufnahme und zur Therapie auf der Intensivstation kam. Des Weiteren werden Entwicklungsschritte beschrieben, z.B. das erste Sitzen an der Bettkante, der erste positive Schluckversuch, aber auch Situationen, welche in der Familie außerhalb der Klinik passieren. Wichtig ist, dass täglich Notizen gemacht werden. „Patienten können, unterstützt durch die festgehaltenen Geschehnisse im Tagebuch, ihre eigene Geschichte rekonstruieren und in einen logischen Zusammenhang bringen" (Moser et al, 2017). Tage, bei denen Einträge fehlen, weil kein Familienmitglied zu Besuch kommen kann, werden vom Pflegepersonal oder anderen Mitgliedern des Betreuungsteams übernommen. Es sollte eine für Laien verständliche Wortwahl genutzt werde.

Es können ebenfalls Fotos von der Intensivstation oder des Patienten, nur mit dem Einverständnis des kritisch Kranken, oder aber auch Bilder und Gedichte die Kinder oder Enkelkinder gemacht haben, eingeklebt werden.

Das Intensivtagebuch hilft auch bei der Beziehung zwischen Angehörigen und dem kritisch Kranken, denn sie sprechen über die Intensivzeit und können sich so über unterschiedliche Erfahrungen austauschen.

5.   Diskussion
5.1.   Noch erheblicher Schulungsbedarf bei Pflegekräften

Die Integration von Angehörigen auf den Intensivstationen ist in den letzten Jahren deutlich vorangeschritten. Im Hinblick auf die Informationsgabe an pflegende Angehörige auf Intensivstation in deutschsprachigen Regionen ist jedoch noch wenig erforscht, aus diesem Grund ließen sich nur wenige aussagekräftige Studien finden. Jedoch wurde deutlich, dass Familienmitglieder für den Genesungsprozess von Intensivpatienten außerordentlich wichtig sind. Hierbei ist die Bedeutung der Familie für die PatientInnen am weitesten erforscht. In Deutschland vergibt die Pflege e. V. ein Zertifikat für „Angehörigenfreundliche Intensivstationen". Damit sollen Institutionen ermutigt werden, pflegewissenschaftlich erworbene Erkenntnisse in die Praxis umzusetzen. Angehörigen sollen so noch bewusster in den Pflegeprozess integriert werden. Jedoch konnte in einige Studien gelesen werden, dass Familienmitglieder für einige Pflegende noch immer als zusätzliche Belastung erlebt werden. Während pflegerischer Maßnahmen werden Angehörige in den Warteraum vor die Intensivstation gebeten, sie werden als störend wahrgenommen, da sich Pflegende beobachtet fühlen oder ihre Arbeit wegen des Besuches unterbrechen müssen.

Das größte Bedürfnis von Familienmitgliedern ist das Bedürfnis nach Information. Sie wünsche sich Auskunft über die aktuelle Situation und das weitere Vorgehen. Somit rücken Gespräch zwischen Pflegenden und Angehörigen in den Vordergrund. Wichtig dabei ist eine gewisse Kontinuität bei der die Familie Informationen erhalten können und so eine emotionale Unterstützung erfahren. Häufig wird jedoch dieses Informationsbedürfnis durch Pflegende unterschätzt und Informationen werden zu selten gegeben. Wieso ist das so? Pflegende unterscheiden zwischen ärztlichen Aufklärung und pflegerischen Informationsgesprächen. Häufig geraten Pflegende in einen Konflikt mit Angehörigen, da diese sich unzureichend informiert fühlen. Insbesondere sind dies Situationen, die sich auf die Prognose beziehen. Dieser Konflikt führt dazu, dass Pflegende sich schwertun ein ehrliches Gespräch mit Angehörigen zu führen. Des Weiteren haben Pflegende Angst ihre Kompetenz durch die Informationsgabe zu überschreiten und später dafür belangt zu werden. Dies zeigt ein Defizit im Bereich Kommunikation bei den Pflegekräften auf Intensivstation. Es sollten Schulungen in Form eines Kommunikationstrainings für Pflegende auf Intensivstation durchgeführt oder ins Curriculum der Fort- und Weiterbildung aufgenommen werden. Diese Schulungen oder

Weiterbildungen sind wichtig, damit Pflegende Sicherheit im Umgang mit Angehörigen bekommen, da die Betreuung von Familienmitglieder die Aufgabe einer professionellen Pflegekraft ist. Die Pflegekraft hat die Aufgabe Rahmenbedingungen auf der Intensivstation zu schaffen, dass Familienmitglieder in den Pflegeprozess eingebunden werden können.

Ein weiteres Kommunikationsinstrument um mit der belastenden Situation umgehen zu können. In Bezug auf das Intensivtagebuch zeigen sich in den Studien positive Ergebnisse und zeigen, dass es eine nützliche Unterstützungsmöglichkeit für Angehörige und PatientInnen darstellt. Allerdings war noch keine wissenschaftliche Erhebung ermittelbar bezüglich der Nebenwirkungen des Tagebuchs. Oft werden Tagebücher nicht ab dem Aufnahmetag geschrieben, es entstehen Lücken, die für die PatientInnen nicht nachvollziehbar sind. Möglicherweise können bei den PatientInnen auch negative Reaktionen durch das Lesen des Intensivtagebuches entstehen. Es konnten auch keine wissenschaftlichen Erkenntnisse gefunden werden, welche Wirksamkeit das Intensivtagebuch auf die Angehörigen hat. Ein anderes Problem ist die Implementierung der Tagebücher auf den Intensivstationen in Deutschland. Nydahl (2010) äußert, dass die Pflegenden der Zeitfaktor daran hindert, etwas in das Patiententagebuch zu schreiben. Außerdem hängt dies vom Team, einige zögern das Intensivtagebuch einzuführen. Ein Faktor dabei ist die Schwierigkeit zu entscheiden, welche PatientInnen diese Intervention bekommen und welche nicht.

Die Besuchszeitenregelung auf der Intensivstation ist ein viel diskutiertes Thema. Es sollten offene Besuchszeiten geschaffen werden, um Angehörigen hinsichtlich ihres Bedürfnisses nach Nähe zum kritisch Kranken gerecht zu werden. Familienmitglieder sollten die Möglichkeiten haben zu jeder Zeit die PatientIn besuchen zu können. Dazu ist es wichtig, dem gesamten Behandlungsteam die Notwendigkeit von Angehörigen für Intensivpatienten bewusst zu machen. Generell werden Familienmitglieder von Intensivpflegenden erst nach dem Patienten gesehen. Jedoch ist es die Aufgabe der Pflegenden Hindernisse gegenüber Angehörigen abzubauen und sie adäquat in die pflegerische Versorgung zu integrieren. Wie und in welchem Ausmaß Angehörige in die Pflege integriert werden, hängt vom Pflegeverständnis der Intensivpflegenden ab. Werden PatientInnen getrennt von den Angehörigen betrachtet ist dies keine zeitgemäße und professionelle Handlungsweise aufgrund bestehender wissenschaftlicher Erkenntnisse. Somit ist es für die Praxis unerlässlich Pflegepersonen für die Angehörigenbetreuung zu sensibilisieren. Damit könnte man eine höhere Zufriedenheit bei den Intensivpatienten und den Angehörigen erreichen sowie eine Qualitätsverbesserung in der Pflege.

5.2.   Kritische Würdigung zur Methodik der Suche

Da am Anfang teils wichtige Begriffe zur Beantwortung der Fragestellung noch nicht feststanden, musste während des Schreibens der PStA immer wieder neu recherchiert werden. Deutlich wurde dies vor allem bei den ausgewählten Interventionen. Um sich einen Überblick über die Informationsmöglichkeiten durch Pflegende zu verschaffen, wurden die Suchbegriffe anfangs sehr offen gewählt. Es konnte dennoch ein Überblick über Informationsmöglichkeiten durch Pflegende erarbeitet werden, die befriedigend auf das Bedürfnis nach Information von Angehörigen kritisch kranker Patienten wirken.

Ebenso die sprachliche Eingrenzung nach deutsch- und englischsprachiger Publikationen stellte eine Limitation dar. Es gibt reichlich wissenschaftliche Erhebungen zu diesem Thema, die in anderen Sprachen veröffentlicht wurden.

Für die Literaturrecherche wurden die großen Datenbanken PubMed und CINAHL verwendet. Zur Ergänzung und Ausweitung der Trefferquote wäre es sinnvoll das nächste Mal in weiteren Datenbanken zu suchen. Dadurch hätten wahrscheinlich noch wichtige Studien gefunden werden können.

In der Zeitschrift Intensiv sind in den letzten Jahren reichlich Publikationen bezüglich der Angehörigenbetreuung erschienen, sodass davon viele Erhebungen für diese PStA verwendet wurden konnten und somit die Aktualität der Ergebnisse gewährleistet wurde.

6. Künftiger Forschungsbedarf und praktische Implikationen

Die Studienlage in Bezug auf die Bedeutung von Angehörigen für Intensivpatienten ist noch wenig erforscht. Ebenso lassen sich wenige evidente Publikationen finden bezüglich der Maßnahmen um Angehörige in den Pflegeprozess auf Intensivstation miteinzubeziehen. Nur wenige Studien schildern die Notwendigkeit von Schulungen für Intensivpflegende um Unsicherheiten und Ängste abzubauen. Hier wäre es notwendig Konzepte und Maßnahmen zu planen und durchzuführen, da die Mitbetreuung von Angehörigen eine Aufgabe professionell Pflegender darstellt.

Ebenso konnten keine evidenten Studien in der Führung des Intensivtagebuches gefunden werden. Lediglich wurde ersichtlich, dass Pflegende die Angehörigen ermutigen Intensivtagebücher zu führen, jedoch gibt es hier kein einheitliches Schema zur konkreten Durchführung.

Literaturverzeichnis

Benzer, H., Burchardi, H. Larsen, R., Suter, P. M. (Hrsg.) (1995): Intensivmedizin. 7. Korrigiert Auflage mit 240 Abbildungen und 203 Tabellen. Berlin: Springer

Besendorf, A. (2004): Das Erleben von Patienten auf Intensivstationen. In Abt-Zegelin, A. (Hrsg.). Fokus Intensivpflege. Pflegewissenschaftliche Erkenntnisse zu Critical Care Nursing. Hannover: Schlütersche, 95-158

Deutsche Gesellschaft für Fachkrankenpflege und Funktionsdienste e. V. (2011): Die Zeit der Intensivstation. Ein Leitfaden für Patienten und Angehörige. Verfügbar unter: https://www.dgf-online.de/wp-content/uploads/Die-Zeit-der-Intensivstation-_A5_Web.aktuell.pdf (gelesen am 26.08.2018)

Deutsche Gesellschaft für Fachkrankenpflege und Funktionsdienste e. V. (2016): Positionspapier ambulante Intensivpflege. Verfügbar unter: https://www.dgf-online.de/wp-content/uploads/DGF_Positionspapier-und-Rahmenlehrplan-AMBULANTE-INTENSIVPFLEGE.pdf (gelesen am 02.08.2018)

Friedemann, M.-L. (1996): Familien- und umweltbezogene Pflege: die Theorie des systematischen Gleichgewichts. Bern: Huber

Gesundheitsberichterstattung des Bundes (2016). Intensivmedizinische Versorgung in Krankenhäusern- Anzahl Krankenhäuser, Betten sowie Aufenthalt (Behandlungsfälle und Berechnungs- /Belegtage). Verfügbar unter: http://www.gbe-bund.de/oowa921-install/servlet/oowa/aw92/dboowasys921.xwdevkit/xwd_init?gbe.isgbetol/xs_start_neu/&p_aid=3&p_aid=36294704&nummer=841&p_sprache=D&p_indsp=-&p_aid=46695458 (gelesen am 02.08.2018)

Gesundheits- und Krankenpflegegesetz (GuKG) §9 Absatz 1 Satz 1 (2018). Verfügbar unter: https://www.jusline.at/gesetz/gukg/paragraf/9 (gelesen am 14.08.2018)

Kuhlmann, B. (2002): Die Situation von Angehörigen auf einer Intensivstation. Intensiv, 10 (6), 250- 255

Metzing, S. (2003): Ohne Familie geht´s nicht. Die Bedeutung von Angehörigen für Patientinnen und Patienten auf der Intensivstation. In: Nydahl, P, Bartoszek, G. (Hrsg.): Basale Stimulation. Neue Wege in der Pflege Schwerstkranker. München: Urban & Fischer

Metzing, S. (2004): Bedeutung von Besuchen für Patientinnen und Patienten während ihres Aufenthaltes auf einer Intensivstation. In Abt-Zegelin, A. (Hrsg.). Fokus Intensivpflege. Pflegewissenschaftliche Erkenntnisse zu Critical Care Nursing. Hannover: Schlütersche,

Meyer, G., Friesacher, H. (1993): Die Anwendung eines Pflegekonzeptes als Grundlage der Weiterbildung für Intensivpflege. Intensiv 3. Stuttgart: Thieme

Moser, A., Haubner, S., Stolz-Baskett, P. (2017): Brücke zwischen Erinnerung und Realität. Intensiv 17 (2), S. 64-69

Nydahl, P., Knück, D. (2010): Erste Implementierung. Verfügbar unter: http://www.intensivtagebuch.de/Intensivtagebuch/Vorlagen_files/TagebuchErsteImplemen tierung.pdf (gelesen am 19.08.2018)

Strafgesetzbuch (StGB) §11 Absatz 1 Satz 1 (2017). Verfügbar unter: https://dejure.org/gesetze/StGB/11.html (gelesen am 09.08.2018)

Ullrich, L., Stolecki D., Grünewald, M. (2005): Intensivpflege und Anästhesie. Stuttgart: Thieme

Voß, S. (2018): Wege zu einer „Angehörigenfreundlichen Intensivstation". Intensiv 18 (4), S. 180-182

Zegelin, A. (2005): Angehörige auf der Intensivstation. Intensiv 13 (6), S.272-273

Zegeling, A. (2016): Angehörige willkommen heißen. Intensivpflege 16 (3), S. 2-4

Verfügbar unter: http://www.stiftung-pflege.info/stiftung/wp-content/uploads/PI_03_2016_IP_Zegelin_Angehoerige.pdf (gelesen am 19.08.2018)

Tabellen- und Abbildungsverzeichnis

Tabelle 1: Suchbegriffe...6

Tabelle 2: Ein- und Ausschlusskriterien 6

Tabelle 3: Suchstrategien Datenbanken 7

Abbildung 1: Flussdiagramm Datenbankrecherche:..8

Abkürzungsverzeichnis

DGF	Deutsche Gesellschaft für Fachkrankenpflege und Funktionsdienste e. V.
e. V.	eingetragener Verein
PStA	Prüfungs- und Studienarbeit
StGB	Strafgesetzbuch
z. B.	zum Beispiel

Ort, Datum Unterschrift

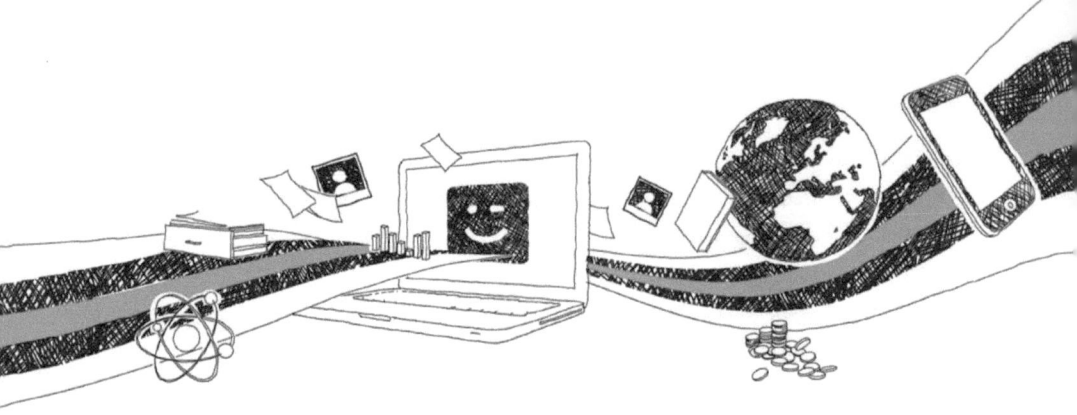
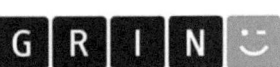